AF317597

L'ANGINE DIPHTÉRIQUE

LA SÉROTHÉRAPIE

DE

LA DIPHTÉRIE

PAR

M. LE Dr G. GUELPA

Secrétaire général adjoint de la Société clinique des Praticiens de France,
Ex-Secrétaire de la Société de Médecine et de Chirurgie pratiques,
Membre de la Société de Thérapeutique,
Membre correspondant de l'Académie de Médecine de Turin, etc., etc.

PARIS

A. MALOINE, ÉDITEUR

91, BOULEVARD SAINT-GERMAIN, 91

1895

L'ANGINE DIPHTÉRIQUE

LA SÉROTHÉRAPIE

DE

LA DIPHTÉRIE

L'ANGINE DIPHTÉRIQUE[1]

Définition. — Tour à tour dénommée angine couenneuse, ulcère gangreneux, ulcus syriacum, ulcus ægyptiacum, garotillo, morbus suffocans, etc., l'angine diphtérique est la localisation à la gorge du processus morbide spécifique, connu aujourd'hui par les savants sous la dénomination de diphtérie. Cette définition, exacte au sens précis du mot, cesse de l'être cliniquement parlant, parce qu'il est parfaitement admis par tous les auteurs que, dans l'étude de l'angine diphtérique, on comprend la diphtérie dans toutes ses manifestations aux cavités buccale, nasales et pharyngée. Nous verrons plus loin que, d'après nous, cette expression devrait disparaître parce qu'elle nous inspire des idées fausses sur la vraie localisation de la maladie, et sur le traitement qui en découle.

A vrai dire, lorsqu'on fait l'étude de l'angine diphtérique, il n'est guère possible de la scinder de l'étude de la diphtérie en général, dont elle est pour ainsi dire l'expression la plus saisissable. Je vais donc, en cela, suivre la voie parcourue par tous ceux qui se sont occupé de cette grave question, et quitte à empiéter sur le domaine de l'auteur du chapitre *Diphtérie*, je tâcherai d'en fixer d'abord et le plus rapidement possible les idées générales.

Historique. — Connue et bien décrite déjà quelques siècles avant l'ère chrétienne, étudiée et rapportée par de nombreux observateurs dans des épidémies terribles, qui se manifestèrent dans tous les temps et dans presque toutes les régions de l'Europe, la diphtérie resta toujours une des maladies contre lesquelles échouèrent les efforts les plus tenaces et les plus généreux. On pourrait même dire, que plus on avait l'occasion de l'étudier, et plus confuses et nuageuses

[1] Extrait du *Traité de médecine clinique et thérapeutique*, de MM. Bernheim et E. Laurent.

devenaient les idées sur la nature de ce processus morbide et par conséquent sur son traitement. De sorte que, au commencement de notre siècle, on avait de la diphtérie une conception certes plus embrouillée, plus vague, qu'elle ne le fut quelques années après Jésus-Christ, lorsque Arétée de Cappadoce, dans une description typique de ses manifestations morbides, avait déjà nettement établi, au point de vue pathogénique, l'identité absolue de l'angine couenneuse et du croup.

Le génie et la ténacité de Bretonneau ramenèrent, presque vingt siècles plus tard, sur le juste chemin, l'étude de cette grave maladie. C'est lui, en effet, qui, dans son mémorable mémoire sur la *diphtérite*, a démontré la nature spécifique de cette affection et nous a expliqué les vrais rapports de la fausse membrane avec les tissus sous-jacents, et l'origine locale de l'affection. Ces idées, émises par un modeste médecin de province, seraient probablement tombées dans l'oubli, si le sort n'eût voulu que ce génie jusque-là inconnu fût le premier guide du grand Trousseau dans l'art médical. Celui-ci adopta la doctrine de son maître et la répandit avec le talent de sa parole et l'incomparable autorité de ses travaux. Malheureusement il abandonna la juste conception de la diphtérie comme affection primitivement locale, et en fit une maladie essentiellement générale à manifestations locales. Cette pensé exposée avec l'autorité et la persuasion d'un savant si justement illustre, s'est imposée presque indiscutable jusqu'à nous jours. Ce fut une erreur fatale, qui paralysa pendant près d'un demi-siècle les efforts des savants; car elle faussa le vrai point de départ de l'étude pathogénique et thérapeutique de la diphtérie.

Par une réaction inévitable, Virchow et Rokitansky nièrent toute notion de spécificité, en donnant le nom d'inflammation diphtéritique à toutes les inflammations des muqueuses caractérisées par la production d'exsudats fibrineux; et ne tenant compte que des données anatomiques, ils séparèrent tout à fait l'angine diphtérique du croup.

Il a fallu rien moins que cette grande révolution produite dans toutes les branches de la médecine par les découvertes de Pasteur pour rétablir l'étude de la diphtérie sur son vrai terrain, où l'avaient placée à près de deux mille ans de distance Arétée de Cappadoce et Bretonneau. Les travaux innombrables qui depuis une dizaine d'années ont été faits, et en particulier ceux de Klebs, de Loeffler, de Roux et Yersin, ont mis aujourd'hui hors de toute contestation que la diphtérie est une affection contagieuse, inoculable et, au moins primitivement, toujours locale.

Etiologie et pathogénie. — La diphtérie est produite par un micro-organisme d'une longeur à peu près égale au bacille de la tuberculose, et deux fois plus gros. Immobile et se colorant facilement par les moyens ordinaires, ce microbe a le caractère particulier de se cultiver plus rapidement et plus abondamment que les autres bacilles sur le sérum coagulé, de sorte que l'on peut en avoir des cultures très belles en moins de vingt heures. Plus ou moins associé à d'autres microorganismes pathogènes et surtout au streptocoque, il se développe de préférence sur les points où la muqueuse et la peau sont dépourvues d'épithélium, et y provoque la formation de pseudo-membranes. C'est même une conviction générale, que ce sont ces fausses membranes qui constituent son milieu de culture.

Nous pensons que si cette opinion n'est pas tout à fait erronée, elle est au moins exagérée. Comme la fausse membrane est, à notre examen ordinaire, la première expression saisissable et caractéristique de la diphtérie, dès les premières recherches bactériologiques, on a pris l'habitude de chercher l'agent pathogène dans ces productions. Et c'est là que Klebs, le premier, l'a découvert. Depuis on a continué à se servir de la fausse membrane pour déceler l'existence du bacille spécifique soit dans le but de fixer le diagnostic, soit pour avoir des éléments pour de nouvelles recherches scientifiques. Et, de ce fait, il s'est établi, dirai-je inconsciemment, la conviction que les fausses membranes sont le vrai, le seul milieu de culture de l'agent de la diphtérie. Nous verrons plus loin quelle importance capitale résulte de cette interprétation pour la direction du traitement.

Il y a pourtant déjà quelques années que plusieurs bactériologistes ayant cherché le bacille de Klebs ailleurs que dans la fausse membrane, l'avaient trouvé, soit dans la salive, soit dans le mucus nasal, soit dans les sécrétions bronchiques. Mais cette constatation n'avait pas frappé autrement les auteurs, qui continuèrent à considérer les microorganismes spécifiques, qu'ils trouvaient dans ces milieux, comme provenant de la production pseudo-membraneuse. D'autres études et des recherches, que nous avons faites nous-même à l'hôpital des Enfants-Malades et au laboratoire de la Faculté, ont prouvé que le bacille de Klebs peut exister dans ces milieux liquides avant l'expression tangible de la fausse membrane, et surtout longtemps après sa disparition. Ce fait incontestable, et toujours constaté, lorsqu'on l'a cherché, doit imposer l'idée que, si la fausse membrane peut être le milieu de culture du bacille de Klebs, à coup sûr elle n'en est pas le seul. Je vais plus loin, et je ne crains pas de me tromper en affirmant qu'elle n'en est pas non plus ni le principal, ni le plus dangereux. En effet, tous les auteurs ont pu constater qu'il y a certains cas de diphtérie, et des plus graves, qui évoluent sans la présence de la moindre fausse membrane. D'autre part, tous ceux qui les ont cherchés, ont toujours trouvé les agents spécifiques dans les milieux liquides, soit salive, ou autres mucosités ; et ces microbes se présentaient, comme nombre et comme vigueur, en rapport à la gravité et à la phase de la maladie. Il y a plus : les découvertes les plus récentes nous autorisent à croire que le bacille de Klebs est souvent l'hôte habituel de notre bouche et de nos cavités nasales. Dans les conditions normales de santé, il y existe dans un parfait état d'innocuité, si l'intégrité de la couche épithéliale de la région est conservée. Mais dès qu'une cause traumatique, ou qu'un agent climatérique ou chimique vient à produire une lésion de la muqueuse avec chute de l'épithélium, et que des conditions générales de l'organisme y prédisposent, la manifestation morbide et tangible s'y déclare immédiatement. Le bacille de Klebs et ses produits toxiques, trouvant dans la muqueuse dépourvue d'épithélium la voie ouverte, tentent par elle l'irruption dans l'organisme. Mais le derme irrité réagit et provoque pour sa défense l'exsudation de la lymphe, qui, en se coagulant, va emprisonner dans ses mailles, avec les débris de cellules épithéliales, les microorganismes ordinaires de la région et en particulier les microbes spécifiques. C'est cette barrière improvisée, cette défense temporaire de l'organisme qui constitue la fausse membrane, l'élément macroscopique ordinaire de la maladie, l'indicateur tangible de la violence de l'infection et de la puissance réactive du malade.

Ce premier point de la fausse membrane devient par lui-même comme un corps étranger qui irrite l'aire de muqueuse saine qui l'entoure, et occasionne la desquamation de son épithélium en élargissant la porte d'entrée de l'intoxication et l'extension consécutive de la production pseudo-membraneuse.

Tant que l'intégrité de la fausse membrane est conservée, et que la fonction épithéliale reste normale, et surtout tant que la production des sécrétions septiques n'est pas exagérée, l'organisme est dans la possibilité de lutter et de se défendre, et la maladie reste à l'état local. Mais, dès que cet équilibre est rompu, la diffusion par le sang et par la lymphe de ces poisons si violents va impressionner presque tous les organes, dont les fonctions se trouvent frappées d'impuissance rapidement progressive, et le fait primitivement local perd son importance en présence de la gravité de l'empoisonnement général.

Cette deuxième période de la maladie ne se présente pas d'ordinaire tant que la diphtérie reste simple, c'est-à-dire tant que la pathogénie de l'affection est constituée presque exclusivement par les bacilles de Klebs. Mais l'excessive facilité avec laquelle ces micro-organismes s'associent aux staphylocoques, aux pneumocoques et surtout aux streptocoques, et le fait que ces derniers envahissent plus facilement les organes, et que leur association exalte incontestablement la virulence de chacun, font que la période locale de la maladie, la période où le succès du traitement est presque certain, se prolonge rarement au delà de quelques jours, et bien vite on arrive à cette phase où, le ressort vital étant atteint, la lutte de l'organisme commence à devenir inégale et l'effort du médecin se trouve bien souvent frappé de stérilité.

La diphtérie, comme la rougeole et comme la scarlatine, à l'encontre de ce que nous observons pour la fièvre typhoïde et pour la variole, est une affection qui continue son mouvement d'expansion, et cela autant dans les grandes villes que dans les petits hameaux. Elle existe aujourd'hui dans presque toutes les régions du globe. Sa gravité, malgré les progrès de l'hygiène, au lieu de s'atténuer. jusqu'à ces dernières années du moins, n'a fait qu'augmenter, au point que la mortalité par cette maladie en quinze ans a décuplé en Danemark, à Berlin elle est devenue trois fois plus fréquente, et à Paris elle a plus que doublé après 1870. Cependant de la statistique municipale nous relevons que cette année la morbidité et la mortalité de la diphtérie, comme du reste de toutes les maladies contagieuses, ont beaucoup diminué. Serions-nous arrivés à ces heureux résultats, qu'on a le droit d'attendre des sacrifices que tous les jours et dans tous les pays civilisés on s'impose en faveur de l'hygiène publique et privée? Espérons-le !

La diphtérie frappe indifféremment en proportion presque égale les deux sexes, mais sans comparaison elle a une excessive et triste prédilection pour les enfants de deux à six ans. Je me suis demandé souvent quelle pouvait être la cause de cette préférence. Il est probable qu'elle tient au fait, que, en cette période de la vie, les muqueuses buccale et pharyngienne ayant encore la délicatesse et la vulnérabilité de celles de l'enfant du premier âge, ne sont pas, comme chez le nourrisson, à l'abri des causes de lésions traumatiques et vitales qui proviennent de la mastication des aliments durs et à des températures souvent trop éloignées de la normale.

A un âge plus avancé la constitution de moins en moins lymphatique, la résistance physiologique de plus en plus grande de tout l'organisme, la dimension plus large des voies aériennes, et plus que tout l'élasticité et la tonicité de la muqueuse éduquée pour l'alimentation solide, font que cette maladie, sans perdre toute sa gravité et sa fréquence, devient de beaucoup plus rare et plus facilement guérissable.

Pour un grand nombre d'observa teurs les climats humides et les saisons froides constitueraient une prédisposition prononcée pour le développement de la diphtérie. Il ne manque cependant pas de cliniciens de grande valeur, qui contestent la vérité de cette affirmation, et qui, statistique en main, nous prouvent la diffusion de cette maladie dans les conditions locales les plus opposées et en n'importe quelle saison. Si nous considérons la statistique des hôpitaux de Paris, nous constatons que la variation en tre le nombre des cas observés pendant les différents mois de l'année n'est guère que d'un tiers, avec augmentation dans les mois froids et brumeux et atténuation dans la saison chaude.

On s'est demandé quelle influence la diphtérie exerce sur les autres maladies contagieuses, et comment elle en est impressionnée. En général elle n'exerce aucune action spéciale, si ce n'est de les aggraver toutes. Mais elle coexiste facilement avec la scarlatine et la rougeole, dont elle devient souvent une manifestation secondaire et en assombrit sans comparaison le pronostic.

Tous ceux qui se sont occupés surtout d'épidémiologie ont pu constater assez souvent la coïncidence dans les mêmes régions de la diphtérie de l'homme et de celle des gallinacés. Comme l'analogie de l'expression macroscopique de l'affection, c'est-à-dire de la fausse membrane est complète, on n'avait pas hésité à interpréter les deux affections comme étant de même nature, et transmissibles d'une espèce à l'autre. La bactériologie jusqu'à présent a protesté contre cette affirmation, la morphologie des deux bactéries pathogènes étant absolument différente. Mais la clinique a déjà apporté une série si grande de faits presque incontestables à l'appui de l'identité des deux maladies, qu'on en vient à se demander si la bactériologie ne s'est pas prononcée trop précipitamment. Il ne serait pas impossible que, dans ce cas, elle se trouvât en présence d'un problème qu'elle s'est déjà posé et qu'elle n'a pas encore résolu, je veux parler de la transformation morphologique des bactéries.

Symptômes. — Lorsque la diphtérie, ou pour préciser mieux, la production pseudo-membraneuse se manifeste à la gorge, à la bouche ou dans les cavités nasales, il s'est établi dans la science un accord presque unanime pour la dénommer angine diphtérique. Mais si nous tenons compte : 1° que le mot angine (*angere* = serrer)

n'exprime qu'un symptôme souvent absent ou non constatable ;
2° que dans l'angine diphtérique, la manifestation pathologique
caractéristique s'étend fréquemment à des régions autres que la
gorge ; 3° et que d'autre part, avec les idées que je viens d'émettre,
le foyer pathogénique n'est pas dans les muqueuses, mais en dehors
d'elles, c'est-à-dire dans les mucosités, il est facile de comprendre
immédiatement les inconvénients, les confusions qui résultent de
cette dénomination. Je me demande pourquoi on n'appellerait pas
ces localisations tout simplement : diphtérie buccale, nasale, etc.
Le titre serait peut-être bien modeste ; mais on aurait par contre, à
coup sûr, une idée plus claire et surtout plus exacte de la maladie qui
nous occupe. En attendant qu'une voix plus autorisée fasse disparaître cette expression confuse d'angine diphtérique, acceptons-la
pour nous faciliter l'étude du processus morbide conventionnel qu'elle
comprend.

La maladie débute habituellement par un frisson accompagné de
céphalalgie, inappétence, courbature générale, et fièvre plus ou moins
intense. Cependant il y a des fois où elle est si insidieuse, que son
invasion et même son état pendant quelques jours ne s'annoncent
par aucune manifestation anormale saisissable. Aux symptômes précédents, lorsqu'ils existent, s'ajoute le jour même ou le lendemain
une douleur plus ou moins vive à l'une ou à l'autre région rétro-
maxillaire, quand ce n'est pas aux deux à la fois. L'inspection de
l'arrière-gorge laisse presque toujours apercevoir l'existence sur la
muqueuse de plaques blanches plus ou moins étendues. Ces plaques,
tout à fait au début, ont en certains cas la forme de points isolés, comme
des aphtes herpétiques, leur ressemblant au point de ne pouvoir les
différencier à l'œil nu. S'il s'agit de diphtérie véritable, ces points ne
tardent pas à s'agrandir et il est rare que le lendemain ils ne soient
pas tous réunis de manière à former une seule pseudo-membrane, qui
tapisse une surface plus ou moins grande d'une ou des deux amygdales. De là cette nouvelle production continue à s'étendre, et successivement elle peut se manifester au pharynx, aux piliers, aux palais,
aux joues, aux gencives, sans parler de son invasion dans le larynx.
En même temps, si l'affection ne préexistait pas déjà dans les fosses
nasales, on peut constater souvent sur elles la formation de fausses
membranes avec symptômes d'enchifrènement et de jetage. La
muqueuse, à laquelle ces fausses membranes adhèrent plus ou moins
intimement, est quelquefois à peine injectée ; dans d'autres cas elle
est très rouge et même livide. Nous verrons plus loin que cette différence d'injection de la muqueuse dépend surtout de la forme de

diphtérie, comme en dépendent aussi l'épaisseur et la teinte de la fausse .membrane. La fièvre, rarement très élevée au moment de l'invasion (38-39°), ne tarde pas à s'atténuer et même à disparaître, lorsqu'elle n'est pas déterminée par des causes concomitantes, surtout l'embarras gastro-intestinal et bien souvent la violence du traitement. La douleur n'est presque jamais bien vive. Elle est cependant une cause assez constante de dysphagie. L'état général du malade, d'habitude non alarmant au début, est caractérisé surtout par de l'apathie, par un manque de réaction. Même lorsque l'affection marche vers une catastrophe, le malade n'a guère conscience de la gravité de son mal et la mort arrive presque comme la continuation du sommeil stertoreux agité, qui domine vers la fin de la maladie. Cette agitation tient plutôt du cauchemar et du malaise général, que de la souffrance réelle; elle est sans cesse accompagnée de plaintes presque inconscientes, avec l'expression de la plus grande inertie de l'organisme à lutter contre l'infiltration du poison.

L'engorgement des ganglions maxillaires, parotidiens et sus-hyoïdiens manque rarement; c'est une manifestation caractéristique de la diphtérie; c'est pour ainsi dire le véritable thermomètre de l'intoxication de l'organisme. Nul ou à peine prononcé au début, surtout dans la diphtérie simple, l'engorgement ganglionnaire prend plus tard la forme de véritables bubons; le tissu cellulaire qui entoure les ganglions s'infiltre à son tour et se confond avec eux, atteignant parfois des proportions telles, que le cou est déformé, au point de devenir presque aussi large que la tête, ce qui justifie l'expression de cou proconsulaire, qu'on a donné à cette déformation caractéristique. Ces engorgements sont rarement bien douloureux et quelquefois ils sont suivis de suppuration. On a voulu faire de cette complication un signe des plus funestes de la diphtérie. Mais M. Cadet de Gassicourt a fait justice de cette erreur, et, statistique à l'appui, il nous a prouvé que cette suppuration ne joue qu'un rôle secondaire et pour ainsi dire effacé. .

Une des manifestations, pour ne pas dire une des complications habituelles de la diphtérie, c'est aussi l'albuminurie. Peu abondante ou manquant totalement au commencement, elle est souvent la mesure de l'intensité de la maladie. Pourtant, quoiqu'elle soit l'expression du degré d'intoxication de l'organisme, elle n'est presque jamais la conséquence d'une néphrite plus ou moins diffuse. Lorsqu'il y existe une lésion rénale profonde, en général elle est la conséquence d'une infection secondaire.

Parmi les autres manifestations diphtériques, nous avons souvent les hémorragies, soit sous forme d'épistaxis au début de la maladie, soit à la suite de destructions violentes des fausses membranes ; dans ces cas elles ne sont pas graves ; puis nous avons les hémorragies par dyscrasie, qui constituent alors presque toujours un élément de pronostic grave.

Dans l'angine diphtérique, il y a aussi à tenir compte de l'état du tube digestif. Assez habituellement le désordre de cette fonction existe déjà avant les autres symptômes d'invasion et il se manifeste par des vomissements, par de la diarrhée, ou simplement par de l'inappétence. En général, à cette période, ces symptômes n'ont qu'une importance relative. Mais lorsqu'ils se présentent avec intensité et avec persistance à la fin de la maladie, et en particulier lorsqu'on se croit déjà dans la période de convalescence, ils sont presque toujours l'indice de la mort à bref délai ; car ils sont, dans ces cas, sous la dépendance de la paralysie du pneumogastrique.

Complications. — Une des complications les plus fréquentes et les plus graves de la diphtérie est en effet la paralysie. Elle apparaît quelquefois en pleine évolution des productions pseudo-membraneuses ; dans cette période, elle est presque toujours limitée au voile du palais, et se manifeste par le nasonnement de la voix et le rejet des boissons par le nez. Mais, plus souvent, elle ne se déclare qu'une ou plusieurs semaines après la disparition des fausses membranes. Tant qu'elle ne dépasse pas les muscles de la voûte palatine, ce qui heureusement a lieu dans le plus grand nombre de cas, elle ne constitue pas une complication grave. Mais, malheureusement, nous ne possédons pas encore le moyen d'empêcher, en certains cas, son extension à n'importe quel groupe musculaire de l'économie. Et lorsque les muscles frappés sont d'une importance vitale absolue, comme les muscles trachéo-bronchiques, le diaphragme, le cœur, on comprend que dans ces cas la mort soit presque toujours la terminaison, quelquefois foudroyante, de ces paralysies.

D'après un très grand nombre d'auteurs, la myocardite serait aussi quelquefois une des complications de la diphtérie ; mais son existence réelle jusqu'à présent n'a pas été absolument prouvée.

Enfin, comme complications assez fréquentes de l'angine diphtérique, dépendant plutôt des bactéries associées que du bacille de Klebs, nous observons des suppurations à localisations très variées, des érysipèles et surtout des lésions cutanées sous toutes les formes, mais spécialement comme érythèmes, bien souvent très difficiles à diagnostiquer de la scarlatine.

Nous ne parlons pas des complications broncho-pulmonaires, qui font l'objet spécial de l'article *Croup*.

Variétés. — L'angine diphtérique évolue avec une si grande variété d'aspect, d'étendue, de gravité, que les auteurs se sont efforcés d'en faire des classes différentes pour pouvoir l'étudier et la décrire plus facilement. On l'a surtout divisée en angine diphtérique bénigne, grave, toxique et hypertoxique, en dehors des formes secondaires. M. Cadet de Gassicourt a ajouté une forme prolongée, et M. Francotte voudrait compléter cette classification en y ajoutant une diphtérie fruste et sans fausses membranes. M. Peter avait simplifié la classification de la diphtérie en en faisant deux grandes classes : la diphtérie simple ou bénigne, et la toxique ou maligne. Et il les subdivisait, la première en légère et grave, la seconde en toxique et hypertoxique.

Nous sommes d'avis que ces divisions trop artificielles, à peine admissibles avant les études bactériologiques de ces dernières années, n'ont plus les raisons d'exister aujourd'hui. La division qui s'impose maintenant est celle en diphtérie simple et en diphtérie associée.

La première, qui serait due au bacille de Klebs-Loeffler, ou presque à lui seul, a été admirablement fixée, décrite par M. Barbier. Elle présenterait, d'après lui, les caractères principaux suivants : « Mal de gorge souvent nul. Cette première phase de la maladie latente risque le plus souvent de passer inaperçue en certains milieux sociaux, d'autant plus qu'il n'y a le plus souvent ni fièvre, ni mal de tête, ni courbature. L'enfant est un peu moins en train, un peu grognon, et c'est tout. A l'examen de la gorge : fausses membranes typiques blanches, s'enlevant plus ou moins facilement en lambeaux, muqueuse presque normale, ni rouge, ni gonflée, adénopathie absente ou à peine appréciable; la propagation au larynx est fréquente, souvent à distance, et ce sont les symptômes du croup qui mettent parfois sur la voie du diagnostic. L'avenir des malades, si le type reste pur, est également caractéristique. C'est chez eux qu'on observe la diphtérie bronchique, avec rejet par la canule de fausses membranes tubulées, et à laquelle ils succombent souvent par asphyxie pure et simple. Ils ont du coryza, mais c'est du coryza couenneux dans toute l'acception du mot, avec enchifrènement sans jetage. C'est la fausse membrane qui, diminuant ou supprimant l'entrée de l'air, détermine la gêne ou l'arrêt respiratoire par le nez. La mort survient par asphyxie causée par la diphtérie bronchique;

la canule, à aucun moment, ne laisse s'écouler du pus ou du muco-
pus; elle est sèche, ou bien ce sont des accidents nerveux à brève ou
à longue échéance : syncope, paralysie, qui terminent la maladie;
mort par intoxication. La guérison survient-elle? Les malades gardent
une anémie plus ou moins marquée et restent exposés aux accidents
nerveux d'ordre paralytique qui surviennent dans la convalescence. »
Cette diphtérie est relativement bénigne, et, bien traitée dès le début,
se termine assez rapidement et régulièrement par la guérison.

Par contre, lorsque le bacille de Klebs-Lœffler n'est plus seul ou
presque seul à déterminer le fait morbide, on le trouve associé aux
staphylocoques, aux pneumocoques, et surtout aux streptocoques,
pour constituer l'autre variété de diphtérie, celle qui mérite d'être
dénommée associée, parce que, ainsi désignée, elle indique déjà dans
la pensée sa cause déterminante. Elle correspond au cadre clinique
des angines graves, toxiques ou hypertoxiques des anciens. Plus
qu'aux bacilles de Klebs ou aux staphylocoques ou aux pneumocoques, cette diphtérie doit sa gravité exceptionnelle à la prédomi-
nance des streptocoques, ce qui l'a fait appeler aussi diphtérie
streptococcique. Nous allons emprunter encore à M. Barbier la description si complète qu'il a faite d'un cas type, mais très prononcé,
de cette forme de diphtérie : « face pâle, bouffie ou cyanosée, teint
plombé, peau luisante et quelquefois rosée au pourtour du nez et
sur le nez lui-même, rougeur ou excoriation de la lèvre supérieure,
au-dessous des narines. Bouche ouverte, haleine horriblement
fétide quand les bactéries de la putréfaction ont envahi les exsudats.
ce qui n'est pas rare. Douleurs très vives à la déglutition : le malade
refuse de s'alimenter. Gorge énormément tuméfiée, la muqueuse
est rouge, sanieuse, saignante, boursouflée. Fausses membranes
parfois dissociées ou absentes, ou bien épaisses et molasses,
putrilagineuses. Cou énorme, proconsulaire : cet état tient à la suppuration des ganglions qui sont comme noyés dans une infiltration œdémateuse du tissu cellulaire du cou. Jetage abondant, séro-
fibrineux, séro-sanguin, couleur jus de pipe ou même complètement
hémorragique; son abondance est telle, parfois, que le liquide
s'écoule goutte à goutte. Marche de l'affection suraiguë, tuant le
malade en quelques heures (24 à 36), ou plus lente et alors on peut
voir survenir les complications propres aux streptocoques. Si le
croup apparaît, ce sont des sujets déplorables pour la trachéotomie :
la mort survient au milieu des complications pulmonaires, ou d'accidents inflammatoires du côté de la plaie d'une part, et d'autre
part avec des signes généraux d'infection. Mais il reste à déterminer

quelle est cette infection. Il est certain que, dans ces cas, à l'autopsie, la trachée, et les bronches ne sont plus tapissées d'une fausse membrane, et qu'on trouve une bronchite suraiguë, purulente, associée ou non à de la suppuration de la plaie, à du phlegmon péritrachéal, etc., et dans lesquels le streptocoque domine. C'est dans ces cas que la canule laisse s'échapper cette expectoration purulente particulière, qu'on regarde à juste titre, en clinique, comme signe pronostic du plus mauvais augure. Ajoutons que, presque toujours, l'urine renferme des flots d'albumine. L'abattement du malade, ou plus souvent une agitation extrême, la fièvre, quelquefois des convulsions terminales, sont les principaux phénomènes généraux qu'on observe. La guérison est rare dans les formes très infectieuses ; la convalescence longue. La gorge, le nez, le pourtour des narines restent longtemps rouges et excoriés ; on observe dans la gorge des ulcérations douloureuses, grisâtres, et. dans certains cas, de véritables pertes de substance portent sur les piliers et sur le voile du palais. Des complications ultérieures, telles que : adénites suppurées, phlegmons, etc., peuvent encore retarder la guérison, et même amener la mort. »

Il va sans dire que la diphtérie simple, comme l'associée, ne se présentent pas toujours avec des types si nets ; comme dans toute famille pathologique on observe les plus grandes variétés possibles de chaque forme, dépendant de l'âge et de l'idiosyncrasie du malade, du génie épidémique de la maladie, des conditions climatériques, etc. En outre, étant donné que *natura non facit saltus*, la séparation entre les deux diphtéries n'est pas si tranchée que les descriptions précédentes pourraient le laisser croire ; mais elles s'enchevêtrent, se confondent fréquemment l'une dans l'autre ; et le plus souvent la forme associée n'est que la complication, la succession de la diphtérie due primitivement aux seuls bacilles de Klebs.

Diagnostic. — La diphtérie, assez facile à reconnaître dans les cas types et à évolution avancée, présente bien souvent des difficultés de diagnostic presque impossibles à surmonter avec les seules ressources de la clinique. Les découvertes admirables de la bactériologie, dont la diphtérie a profité plus que toute autre affection, ont rendu aujourd'hui le diagnostic presque aussi certain que celui de la tuberculose. Les états morbides, pendant l'évolution desquels on peut constater la production d'enduits plus ou moins blanchâtres sur les muqueuses, sont différents et nombreux et peuvent souvent en imposer pour des formations pseudo-membraneuses d'origine diphtérique.

L'angine diphtérique peut être confondue d'abord avec l'amygdalite folliculaire. En effet, dans celle-ci il y a hypersécrétion inflammatoire avec formation dans les cryptes des amygdales de dépôts blancs, jaunâtres, ayant la dimension d'un grain de millet ou plus. L'apparition de ces productions coïncide avec des symptômes d'invasion identiques à ceux de l'angine diphtérique, même plus graves. Mais ici l'engorgement ganglionnaire fait défaut, et, de plus, il est facile d'enlever par expression des amygdales les dépôts qui sont formés d'une matière blanchâtre, caséeuse, d'une odeur fétide, et s'écrasant sous le doigt.

Le muguet pourrait aussi prêter à la confusion avec la diphtérie, lorsqu'il se localise à la gorge. Cependant la facilité avec laquelle on le fait disparaître par le simple lavage avec de l'eau alcaline, son aspect de lait caillé, et, surtout, la présence de l'*oidium albicans*, nous mettent facilement à l'abri de l'erreur possible.

Il est bien moins aisé de déterminer la vraie nature des produits blanchâtres qu'on constate à la gorge dans certains cas d'angine herpétique, surtout à la période avancée, car l'érreur n'est guère possible au début, quand cette angine est caractérisée par la présence sur la muqueuse de petites élevures transparentes, arrondies, identiques aux vésicules d'herpès qu'on observe souvent aux lèvres, avec lesquelles du reste elles évoluent quelquefois. Sans parler de la transformation qu'on peut observer, rarement, il est vrai, de l'angine herpétique en diphtérique, il est certain que les signes qu'on attribue à l'invasion de ces deux affections sont à peu près les mêmes, quoique en général ceux de l'angine herpétique en imposent par la fièvre plus vive et par les douleurs et la gêne de la déglutition plus accentuées. Les caractères macroscopiques de la production pseudo-membraneuse sont quelquefois absolument les mêmes. Néanmoins, lorsqu'on se trouve en présence de plusieurs points blanchâtres, qui persistent à rester pendant plus de vingt-quatre heures, il y a beaucoup à craindre qu'on ait à faire à de l'angine herpétique; car la vraie diphtérie débute habituellement par un seul point, qui s'étend ensuite rapidement en rayonnant. Mais le vrai caractère différentiel, nous ne pouvons l'avoir, dans certains cas, que par l'examen bactériologique.

Une angine qui, à première vue, en impose souvent pour une diphtérie est, sans conteste, l'angine pultacée. Elle se présente sous forme de plaques crémeuses blanches, à contours irréguliers et de médiocre épaisseur. On a un bon élément de diagnostic sur la nature de ces productions en les mettant simplement dans l'eau. Tandis que les pseudo-membranes diphtériques conservent leur forme et leur texture, les enduits pultacés se dissocient, parce qu'ils sont constitués par des cellules épithéliales et par une matière demi-fluide sans cohésion. Un caractère relatif de différenciation est que l'angine pultacée existe habituellement chez les personnes débilitées ou cachectisées ou dans le cours d'autres maladies graves (scarlatine, fièvre typhoïde, variole, etc.). Malheureusement elle prépare quelquefois le terrain pour l'inoculation de la vraie diphtérie.

Nous ne ferons que signaler la possibilité de l'embarras du diagnostic en présence de certaines manifestations soit aphteuses soit ulcéro-membraneuses, soit gangreneuses de la bouche. Comme aussi nous passerons sur les cas d'amygdalite phlegmoneuse avec production de fausses membranes ayant l'apparence d'exsudats diphtéritiques. La disproportion entre l'état général relativement bon et les phénomènes douleurs, fièvre, dysphagie, etc., qui sont très prononcés, et d'autre part la tuméfaction de l'abcès qu'on peut apercevoir et sentir habituellement à la partie postérieure du palais, et d'un seul côté, laissent rarement le médecin dans le doute sur la nature de la maladie.

La diphtérie évolue quelquefois, comme nous l'avons dit plus haut, avec des manifestations cutanées qui ressemblent en tous points à l'éruption scarlatineuse. Comme d'autre part la scarlatine est accompagnée d'angine avec formation assez fréquente de pseudo-membranes, on peut prévoir aisément comment, dans certains cas, le diagnostic clinique est presque impossible. Le meilleur signe différentiel, en dehors de ceux qui nous viennent de la bactériologie, est dans ce cas le degré de température. En effet, à moins de complications très rares, la diphtérie évolue à des températures aux environs ou au-dessous de 39°, tandis que la moindre infection scarlatineuse s'accompagne de fièvre vive habituellement au-dessus de 40°. Malheureusement cette règle ne peut pas être absolue.

Je m'y suis trouvé moi-même, et j'ai vu souvent les meilleurs praticiens dans l'impossibilité de préciser immédiatement un diagnostic dans des cas de cette nature.

Depuis quelques années seulement la bactériologie nous a fourni un moyen à peu près sûr de reconnaître la diphtérie parmi les affections qui peuvent la simuler. Ce moyen consiste dans la recherche du bacille de Klebs, qui doit exister dans les fausses membranes et dans les mucosités de la bouche ou du nez. Cette recherche peut être faite rapidement, instantanément, en examinant sous le microscope, avec un grossissement d'au moins 600, des lamelles sur lesquelles on a étalé, desséché et coloré d'après les règles ordinaires un peu des mucosités ou une petite parcelle dissociée de la fausse membrane. S'il s'agit de diphtérie on y reconnaîtra, à l'état de culture plus ou moins pure, les bacilles que nous avons rapidement décrits au commencement de cet article. Ce procédé incontestablement bon, surtout à cause de la possibilité d'un diagnostic rapide, est souvent infidèle. Il serait imprudent, par conséquent, de s'en tenir à la constatation morphologique de la bactérie de Klebs. On doit toujours compléter cette première recherche par l'ensemencement sur des milieux de culture appropriés. Les limites de cet article ne nous permettent pas de nous étendre sur cette question si importante de la bactériologie de la diphtérie. Nous ne parlerons donc même pas des cultures dans les bouillons et du contrôle du diagnostic par l'inoculation aux animaux. Pour cela nous ne pouvons que renvoyer le lecteur aux communications justement retentissantes de Klebs, Löffler, Roux et Yersin. Nous répéterons seulement ce que nous avons déjà dit en partie précédemment, c'est-à-dire que le milieu le plus favorable pour le bacille de la diphtérie, c'est le sérum coagulé à 68° après stérilisation par chauffage discontinu à 55°. Dans ce milieu, tenu à la température humide de 37°. le bacille de Klebs est le seul microorganisme, *sous forme de bacille*, qui puisse se développer abondamment dans l'espace de dix-huit à vingt heures, en formant des colonies très régulièrement arrondies, d'un blanc grisâtre, paraissant plus opaques au centre qu'à la périphérie, lorsqu'on les regarde par transparence.

Marche, durée et terminaison. — L'angine diphtérique n'est pas une maladie à type uniforme, suivant régulièrement le même cycle morbide. Quelquefois, même très étendue, sans aucune intervention thérapeutique, elle évolue vers la guérison en peu de temps, ne laissant pas de traces de son passage. D'autres fois, ne présentant qu'une plaque diphtérique très limitée, après être restée stationnaire pendant plusieurs jours, et silencieuse au point de n'attirer pas même l'attention des parents du petit malade, brusquement elle se fait menaçante ; et, en peu de jours, l'engorgement des ganglions, la teinte sale des fausses membranes qui envahissent le palais et les fosses nasales, et surtout la dépression très grave de l'état général la rendent rapidement mortelle. Nous avons par contre des cas où, après avoir duré à la gorge un, deux jours au plus, mais toujours très légère, elle envahit petit à petit le larynx, constituant le croup à marche plus ou moins rapide. Dans ces cas en général la fausse membrane présente le type à bacilles de Klebs non associés, elle est blanche argentine, sans congestion intense du substratum muqueux. Il y a enfin des cas qui paraissent foudroyants et dans lesquels l'examen de la gorge, du nez et des voies aériennes inférieures ne révèle aucune fausse membrane. Pourtant les symptômes présentés par le malade, son engorgement ganglionnaire excessif, l'adynamie, les hémorragies, l'albuminurie, etc., ne laissent pas de doute, au point de vue clinique, sur la nature réelle du processus morbide. D'ailleurs l'examen bactériologique ne tarde pas à apporter la confirmation absolue et l'explication de cette marche rapide et trompeuse. Les bacilles de Klebs sont très abondants et vigoureux dans la salive et dans les autres mucosités ; et souvent les recherches histologiques révèlent *post mortem* la présence des streptocoques dans presque tous les organes. Il est fréquent de voir la diphtérie envahir les fosses nasales et gagner même les sinus, ou bien, par les trompes d'Eustache, aller produire une otite diphtérique avec formation assez fréquente d'abcès et invasion successive de l'oreille externe après rupture de la membrane du tympan.

La diphtérie est une maladie à marche relativement rapide. En général elle parcourt son chemin dans l'espace d'une à deux semaines. Nous sommes persuadé qu'elle est guérissable presque toujours en moins de huit jours, si sa marche n'est pas dévoyée par les lésions violentes de la muqueuse et si elle est traitée convenablement. On cite pas mal de cas d'angine diphtérique qui ont duré plusieurs mois. M. Cadet de Gassicourt a cru même devoir en faire une forme spéciale. Mais les études bactériologiques ont fait justice de cette diphtérie prolongée, qui est une forme tout artificielle, on pourrait dire d'origine médicale. Elle est la conséquence de l'exagération de la médication caustique, comme nous l'a démontré M. le D^r Le Gendre. En effet, l'examen bactériologique ne décèle plus de bacilles Klebs, et il suffit de suspendre tout traitement pour que les fausses membranes disparaissent toutes seules et rapidement.

Pronostic. — Si nous avons le droit de croire qu'à l'avenir le pronostic de la diphtérie sera en général favorable, il n'est pas moins vrai que, jusqu'à ce jour, la mort a été malheureusement la terminaison la plus fréquente de la diphtérie. Elle avait lieu dans la proportion de 60 à 70 p. 100 des cas. Il est vrai de dire que cette proportion est produite en partie par le nombre très grand de diphtériques morts des complications broncho-pulmonaires ; autrement dans l'angine diphtérique pure la mortalité atteint rarement 50 p. 100, et elle est déterminée presque toujours par une véritable septicémie suraiguë.

Quelquefois enfin, lorsque la convalescence est déjà bien établie, le poison diphtérique menace encore le malade par les paralysies. Très fréquentes au palais, où elles ne sont pas dangereuses, elles deviennent très graves lorsqu'elles se généralisent, et surtout quand elles constituent l'expression de la lésion du pneumogastrique. Dans ce cas, à peu d'exceptions près, elles sont toujours mortelles.

Comme nous venons de voir, le pronostic de la diphtérie, pris en général est très grave. Cette gravité dépend beaucoup de l'âge du malade, et surtout du moment de l'intervention du médecin. Plus l'enfant est jeune, d'autant moins les ressources de l'art sont efficaces.

Par contre la terminaison par guérison est presque la règle chez les grandes personnes. Mais ce qui prime tout dans le pronostic, c'est l'intervention plus ou moins précoce du médecin. Nous insistons expressément sur ce point, parce qu'une longue expérience nous a toujours convaincu de plus en plus, que *toute angine diphtérique, même chez les tout petits bébés, traitée convenablement dès le début, est, à peu d'exceptions près, suivie de guérison.* Il va sans dire que la constitution précédente du malade, ses conditions hygiéniques actuelles, l'état climatérique, etc., sont autant de coefficients qui peuvent influer sur la marche et le pronostic de la diphtérie, comme du reste, dans toute autre affection.

Anatomie pathologique. — Nous avons décrit précédemment que les fausses membranes de la diphtérie peuvent se produire partout où les muqueuses ou la peau sont dépourvues de leur couche épithéliale. Nous avons ajouté que lorsque la barrière opposée par ces fausses membranes devient insuffisante, les produits toxiques des bacilles pathogènes, diffusant par le sang et par la lymphe, vont impressionner tous les organes. Cette influence si étendue des agents morbides nous rend compte facilement du nombre et de la variété des lésions, que nous constatons à l'examen anatomo-pathologique. On a cherché à les diviser en trois groupes différents, selon que ces lésions ont été causées par l'action directe du bacille, ou par celle de ses poisons, ou enfin par l'action des infections secondaires.

Les bacilles directement ne produiraient qu'une lésion : la fausse membrane. Et encore il y a à se demander si dans cette nouvelle production les bacilles ont une fonction vraiment active. Car il est possible que leur rôle ne soit pas plus important que celui des débris de cellules épithéliales, c'est-à-dire, qu'ils soient comme partie constitutive et non occasionnante de la fausse membrane. En effet, ces bacilles s'y trouvent comme emprisonnés par les mailles serrées et feutrées de la fibrine exsudée. Nous serions plutôt disposé à croire que la vraie cause irritante du derme, le véritable agent provocateur de l'exsudation de la lymphe ce sont les poisons sécrétés par les bacilles libres dans les milieux liquides ou à la surface de la fausse membrane.

Nous n'insisterons pas plus longuement sur cette question particulière, parce que nous en avons déjà parlé suffisamment au commencement de l'article. Venons plutôt à l'examen rapide des autres lésions qui sont incontestablement le résultat de l'action seule des sécrétions spécifiques.

- Nous avons d'abord l'engorgement des ganglions maxillaires, du cou, et quelquefois des péribronchiques et des mésentériques. Cet engorgement est caractérisé par une hypertrophie des follicules, qui se traduit au microscope par une accumulation considérable de leucocytes se colorant fortement. Cet engorgement pourrait dépendre aussi de l'action d'infections secondaires. Mais lorsque la lésion est la conséquence de la seule action du poison diphtérique, il n'y a aucun microorganisme dans les tissus.

Le tube digestif est quelquefois, mais bien rarement, le siège de fausses membranes; mais par contre il présente très souvent des traces d'entérite catarrhale.

Le foie est généralement volumineux, congestionné, comme on l'observe dans la plupart des maladies infectieuses.

La rate aussi est toujours hypertrophiée, avec accumulation très grande de petites cellules vivement colorées.

Les reins sont presque toujours frappés dans la diphtérie. Ils présentent les caractères ou d'une congestion ou bien d'une néphrite parenchymateuse légère, et souvent ces lésions ne sont pas symétriques. Ici encore, comme pour l'engorgement ganglionnaire, si la lésion est uniquement sous la dépendance du poison diphtérique, l'examen microscopique ne décèle pas de microbes dans les reins.

Le cœur porte souvent les traces de l'intoxication diphtérique. Il est légèrement augmenté de volume, mais dilaté plutôt qu'atrophié; et il présente les manifestations de la myocardite avec dégénérescence à aspect granuleux ou vitreux. On y constate quelquefois de l'endocardite; mais cette lésion est presque toujours la conséquence d'infections secondaires.

Le sang est toujours altéré. Il est noirâtre ou brun, ou bien il a l'apparence de la gelée de groseille ou de l'eau rougie. Les globules blancs sont plus nombreux, et les rouges, ont diminué de nombre et surtout leur hémoglobine a perdu sa puissance pour l'absorption de l'oxygène.

Déjerine et Gombault ont trouvé dans leurs recherches sur le système nerveux des diphtériques la névrite des racines antérieures rachidiennes en correspondance avec la zone paralytique précédente; le degré d'intensité de cette névrite était proportionnel à la durée de la paralysie. Les lésions du cerveau sont à peu près nulles, représentées surtout par de petites extravasations sanguines, avec quelques rares foyers de ramollissement.

Les muscles, surtout ceux du voile du palais, et en cas de croup, ceux du larynx, sont pâles, œdématiés, et dans certains cas ils sont atteints d'une véritable dégénérescence granuleuse. Lorsque l'évolution de la diphtérie a été dominée non par le seul bacille de Klebs, mais par l'association d'agents différents, dont le streptocoque est habituellement le plus pernicieux, dans ces cas, en plus des lésions précédentes, on en trouve d'autres inhérentes à l'influence de l'association bactérienne.

Sans parler de la différence de nature et d'aspect de la fausse membrane, nous dirons néanmoins que quelquefois son substratum peut présenter des lésions ulcéro-gangreneuses; mais contrairement à celles qu'on observe dans la diphtérie simple, elles sont à forme humide. On les observe le plus souvent comme complication de la plaie après trachéotomie, et aussi dans les amygdales, dans le palais, dans les cartilages du larynx, et quoique rarement, sous forme de gangrène pulmonaire.

L'association bactérienne dans la diphtérie détermine beaucoup plus souvent les lésions suppuratives ; et il est assez fréquent de constater des lésions de cette nature dans les ganglions, dans l'oreille moyenne, dans le tissu cellulaire, dans les articulations et quelquefois dans le médiastin et dans la plèvre. L'examen bactériologique des tissus lésés y décèle toujours la présence des bactéries pathogènes.

Dans certains cas ces microbes et en particulier les streptocoques existent dans tous les tissus de l'organisme. Ce sont les cas où l'affection avait présenté la forme jadis dénommée hypertoxique.

Comme résultat de l'association bactérienne nous pouvons avoir encore de l'endocardite avec présence à l'examen bactériologique de microcoques, de diplocoques, et de chaînettes courtes.

Enfin une des conséquences des plus fréquentes et des plus

graves, ce sont les lésions broncho-pulmonaires. Elles sont identiques à celles qu'on observe à la suite des autres maladies générales
infectieuses aiguës. Bien étudiée par MM. Darier et Mosny, la bron-
cho-pneumonie des diphtériques se présente presque toujours sous
la forme lobulaire à noyaux disséminés avec manifestations atélec-
tasiques identiques à celles produites par la coqueluche. Il n'est pas
extraordinaire d'y trouver même des ecchymoses sous-pleurales et
des foyers hémorragiques au sein même du parenchyme pulmonaire. L'examen bactériologique fait voir dans les coupes des amas
abondants de streptocoques, quelques pneumocoques, et d'assez rares
bacilles de Klebs.

Traitement. — Les affections qui ont toujours tenu en échec les
efforts incessants de la science sont, par contre, les plus riches en
moyens thérapeutiques pour les combattre. L'abondance de ces
moyens en prouve, sinon l'inutilité, au moins leur action dou-
teuse et très limitée. On peut dire, sans crainte d'exagérer, qu'il n'y
a pas de médicament et pas de médication qui n'aient été employés et vantés contre la diphtérie. Les émissions sanguines, les
purgatifs, le froid, le chaud, les toniques, les déplastisants, les léni-
tifs, les caustiques, la diète, l'alimentation forcée, etc., etc., tout à
été essayé ; et, si quelquefois on a eu le bonheur de voir les efforts
couronnés de résultats assez favorables, presque toujours on a été
découragé par les plus décevantes désillusions.

Il n'est donc pas étonnant, si encore en 1884, M. Cadet de Gassicourt, dans son *Traité clinique des maladies de l'enfance*, dans cet
ouvrage si parfait, si vécu, n'a pu retenir ce cri du cœur : tous les
médicaments sont impuissants.

« Je ne crois pas céder, ajoute-t-il, en m'exprimant ainsi, au scep-
ticisme thérapeutique ; mais l'expérience que j'ai acquise, ne me
laisse pas les illusions encourageantes que je vois à beaucoup de
mes confrères, et je ne trouve un moyen curatif ni dans les applications topiques, ni dans les médications internes. »

Les progrès bactériologiques qui se sont accomplis depuis et des
études cliniques plus complètes nous autorisent à affirmer que, dès
aujourd'hui, la diphtérie est moins rebelle à notre intervention ; et
nous pouvons espérer, à bon droit, qu'un avenir thérapeutique bien
prochain réduira sa mortalité au taux moyen des autres maladies
de l'enfance.

Nous ne donnerons pas ici une description même très résumée de
toute les médications proposées précédemment contre la diphtérie,

soit parce qu'il faudrait un espace immense, soit parce que le plus
grand nombre ont été reconnues inutiles et quelquefois dangereuses.
Nous nous contenterons de citer celles qui, ayant conservé leur répu-
tation, sont encore aujourd'hui assez souvent employées, et sont, en
certains cas, même préférées aux autres moyens de traitement.

On a cru pendant longtemps qu'on allait être maître de la diphtérie
parce qu'on avait trouvé des agents capables de faire disparaître
les fausses membranes par la voie de la dissolution. Parmi la
grande quantité de médicaments doués de cette propriété, on n'uti-
lise plus guère aujourd'hui que l'eau de chaux, l'acide lactique, la
papaïne, et surtout le jus de citron, qui agirait à la fois comme
dissolvant et comme antiseptique. Nous ne citerons qu'au point de
vue historique l'emploi des alcalins, qui étaient administrés à l'intérieur comme antiplastiques, et localement comme dissolvants des
fausses membranes.

Un autre groupe de médicaments qui a été beaucoup utilisé contre
la diphtérie, c'est celui des astringents. Deux, parmi ceux-ci, sont
encore aujourd'hui en grand honneur : ce sont le tannin et le perchlorure de fer. Le tannin, conseillé surtout par MM. Loiseau (de Mont-
martrè), Couzot et Créquy, est administré soit en insufflations
alternées tous les quarts d'heure avec des insufflations d'alun, soit
en des injections d'un mélange de tannin et de mucillage de gomme
à 10 p. 100 avec 2 p. 100 d'alcool de menthe. On complète ces applications locales par des lavages abondants comme le fait M. Créquy. Le
perchlorure de fer, vulgarisé par MM. Aubrun père et fils, fut un
des médicaments les plus employés. Nous-même, nous nous en
sommes toujours servi comme agent médicamenteux contre la diphtérie. Nous dirons plus loin combien minime est la part de mérite
réel qui lui revient. Aubrun l'administrait de la manière suivante :
il faisait prendre toutes les cinq minutes le jour et tous les quarts
d'heure la nuit, une cuillerée à café d'une solution de 20 gouttes
de perchlorure de fer à 30° dans un verre d'eau froide; en même
temps il pratiquait trois à quatre fois par jour des badigeonnages avec le médicament pur. Goldsmidt (de Strasbourg) continue à employer le perchlorure de fer à l'intérieur, et il affirme en
obtenir de très bon résultats. Nous avons débuté dans notre lutte
contre la diphtérie en donnant le perchlorure de fer selon la méthode des Aubrun. Mais petit à petit nous avons successivement
constaté beaucoup d'inconvénients, et au fur et à mesure nous avons
modifié la manière d'administrer ce médicament. Nous avons
d'abord supprimé les attouchements, car l'irritation inflammatoire

de réaction était si vive qu'avec cette médication on assistait souvent à une aggravation incontestable et immédiate de la maladie. Du reste, il y a longtemps que notre opinion est arrêtée au sujet de la médication caustique : elle est toujours très douloureuse, quelquefois inutile et trop souvent nuisible, Nous avons ensuite supprimé l'administration à l'intérieur du perchlorure de fer qui produisait des constipations tenaces, et diminuait la possibilité de l'alimentation du malade : deux conditions particulièrement malheureuses pour résister à l'infection spécifique. Nous avons constaté que plus le titre de la solution de perchlorure de fer était faible, et plus la quantité du liquide pour le lavage des cavités nasales et buccale était abondante, plus les résultats étaient favorables et rapides. Ces modifications successives dans l'application du perchlorure de fer, déterminées uniquement par l'observation constante des faits, m'ont amené à la conclusion que j'émettais déjà en 1887, c'est-à-dire que l'action thérapeutique du médicament qui entre dans la solution, doit être bien secondaire : ce qui constitue vraiment la base du traitement c'est l'irrigation, le lavage fait le plus fréquemment possible le jour et la nuit. Guidé par cette conviction, depuis ce moment je n'emploie plus la solution de perchlorure de fer qu'au millième au plus, si ce n'est pas simplement de l'eau bouillie, et j'en fais, avec un instrument irrigateur quelconque, des irrigations très abondantes, à peu près toutes les heures, dans le nez et dans la bouche.

Un groupe de médicaments qui, dans le. passé et encore un peu aujourd'hui, a dominé, en tyran, le traitement de la diphtérie, c'est celui des caustiques. Cette importance, dont il a joui, est le résultat de la malheureuse assertion de Bretonneau, que le traitement rationnel de la diphtérie se composait de la cautérisation et de la trachéotomie. Les caustiques les plus employés furent l'acide chlorhydrique fumant, le nitrate d'argent, le perchlorure de fer pur, comme nous venons de le voir et le cautère actuel.

Cette méthode caustique déguisée en méthode antiseptique énergique est revenue en honneur ces derniers temps, grâce aux efforts convaincus de MM. Soulez, Gaucher et Dubousquet-Laborderie. Elle consiste dans la destruction violente des fausses membranes et en badigeonnages à l'aide d'un tampon d'ouate hydrophile imbibé du mélange suivant : camphre 20 grammes, huile de ricin 15 grammes, alcool à 90° 10 grammes, acide phénique cristallisé 5 grammes, acide tartrique 1 gramme. Ces applications doivent être répétés toutes les trois heures le jour, et, en cas d'insomnie du malade, une ou deux fois la nuit. A ces applications directes on ajoutait des irrigations avec une solution antiseptique faible (eau phéniquée 1 p. 100). L'expérience petit à petit a corrigé la sévérité de ce traitement, et tandis que d'une part on insistait de plus en plus sur l'importance de l'irrigation fréquente et abondante, d'autre part on s'efforçait d'être de moins en moins violent contre la fausse membrane, et on substituait à la mixture phéniquée précédente, qui est très caustique, d'autres mélanges dans lesquels l'action irritante de l'acide phénique se trouve annihilée par la nature de l'excipient. C'est à ce titre qu'est dû le succès du phénol sulforiciné de Berlioz et Yvon. En effet, ses applications sur les muqueuses, au lieu de provoquer une vive réaction, ne déterminent guère qu'une sensation de chaleur et de cuisson très peu marquée et constituent de fait comme un vernis protecteur de la région badigeonnée.

La faveur dont jouissent les antiseptiques, qui, dans l'état actuel de nos connaissances étiologiques, paraissent répondre aux indications causales de la maladie, a fait que, tour à tour, on les a déjà presque tous expérimentés contre la diphtérie, dans l'espoir d'en trouver un parmi eux qui fût vraiment spécifique. Mais, à part l'acide phénique, comme nous venons de le voir, il n'y a plus guère que les composés mercuriels, qui gagnent à présent une confiance de plus en plus grande et, croyons-nous, méritée. Ce n'est pas d'aujourd'hui qu'on s'est servi du mercure pour combattre la diphtérie. Les abus seulement qu'on en a fait sont la cause de l'ostracisme, auquel il était comme condamné il y a quelque temps. Mais ses propriétés spéciales d'être à la fois le meilleur antiseptique, et de provoquer facilement la salivation, ne pouvaient manquer de lui faire la place qui lui est due. En effet, Pepper et Jacobi aux Etats-Unis, Werner en Russie, Jomoy dans la République Argentine, en administrant le bichlorure par la voie interne, Escherich à Prague, par des applications directes de la solution aqueuse, Jacques à Marseille, par des injections endo-amygdaliennes, Goubeau d'Eceuillé et Moizard par des badigeonnages avec le sublimé dans la glycérine au 1/20, Pilières de Charleville, avec les pulvérisations de solutions de sublimé, le Dr Sellden de Suède, en administrant à l'intérieur le cyanure, et tant d'autres nous prouvent ce juste revirement général en faveur d'un médicament, peut-être le plus utile de la thérapeutique, et qui, dans ce cas spécial, incontestablement est capable de nous rendre de grands services.

Enfin, une méthode de traitement de la diphtérie, née seulement depuis deux ans, paraît vouloir déjà se substituer avec grand avantage à toutes les autres, c'est la sérothérapie. Méthode toute scientifique, elle s'est présentée au dernier congrès de Buda-Pest, comme assez sûre d'elle-même, et déjà étayée par un nombre assez grand de faits probants, pour laisser espérer qu'on a trouvé en elle la vraie voie thérapeutique de la diphtérie.

L'idée de traiter les maladies infectieuses par le sérum d'animaux immunisés, réalisée déjà avec quelques succès par Richet, Héricourt et Bernheim contre la tuberculose, et par Kitasato, Tizzoni, Cattani et Vaillard contre le tétanos, a été appliquée par Behring pour combattre les effets funestes du bacille de Klebs. L'expérience sur les animaux ayant répondu complètement à la pensée de l'expérimentateur, le traitement par les injections de sérum antitoxique fut tenté dans les hôpitaux ; et il y a à peine un an que Behring communiquait ses premiers résultats, qui, sans être tout à fait concluants, étaient déjà encourageants. Après Behring, Kitasato, Heubner, Ehrlich, Boer, Kossel, Aronson et surtout Roux et Martin, ont apporté une contribution si favorable à cette méthode, qu'elle constitue actuellement la plus heureuse application des études bactériologiques à la thérapeutique et qu'elle mérite, dès aujourd'hui, la plus sérieuse considération comme traitement de la diphtérie.

M. Roux se sert du sérum immunisé de cheval. Il en injecte, aussitôt que possible, sous la peau du flanc du malade, 20 centimètres cubes en une piqûre [1]. Cette injection n'est pas douloureuse, et, si elle est faite aseptiquement, elle ne donne lieu à aucun accident. Vingt-quatre heures après la première injection, il en fait une seconde de 20 ou de 10 centimètres cubes ; et ces deux injections suffisent ordinairement. Il n'en fait une troisième que dans le cas où la température resterait élevée : l'application de cette méthode a été faite par MM. Roux et Martin, sur tous les entrés au pavillon de la diphtérie de l'hôpital des Enfants-Malades, à partir du 1ᵉʳ février au 24 juillet de cette année. Sur 448 malades, 339 sortirent guéris, soit 75,67 p. 100 de guérisons. La mortalité, quoique encore bien appréciable (24,33 p. 100), marque une diminution à peu près de la moitié sur celle observée jusqu'à ce jour dans ce même hôpital et à l'hôpital Trousseau. Il faut pourtant ajouter comme corollaire, pour ne pas dire comme considération capitale, que, avec le traitement par le sérum, MM. Roux et Martin ont eu garde de proscrire tout traitement local, toute attaque directe, violente de la fausse membrane ; et qu'ils ont fait pratiquer d'abondantes irrigations de la gorge avec

---

[1] A cause de certains inconvénients (érythèmes, arthropathies) la dose de 20 centimètres a été depuis réduite à 10 et même à 5 centimètres, mais répétée plusieures fois : en certains cas tous les jours pendant la durée de la maladie.

de l'eau simplement bouillie, ou à laquelle on avait ajouté par litre
50 grammes de liqueur de Labarraque.

Dans un travail que nous avons communiqué à la Société de thérapeutique en 1889, ayant pour but d'étudier pourquoi dans le traitement de la diphtérie, les mêmes médicaments donnent des résultats
satisfaisants à certains praticiens et des résultats négatifs à d'autres
après avoir passé en revue et analysé les traitements qui ont eu le
plus de vogue dans le passé, nous avons été amené à la conclusion
que l'administration des médicaments contre la diphtérie est suivie
d'autant plus de succès qu'elle est faite sous forme de lavages très
fréquents, ou bien qu'elle est accompagnée de très fréquentes injections, ou irrigations, ou pulvérisations, ou vaporisations d'autres
liquides, ou encore, qu'elle est capable de déterminer une abondante
salivation et sécrétion des muqueuses, ce qui constitue encore un
véritable lavage. Cette assertion thérapeutique que, depuis ce
moment, nous n'avons jamais trouvé en défaut, nous explique le
retour en faveur des préparations mercurielles, mieux appliquées
contre la diphtérie ; elle nous rend compte de la faveur toujours
croissante des irrigations fréquentes et abondantes avec des liquides
de moins en moins actifs comme principes médicamenteux ; elle justifie l'abandon de plus en plus accentué des attaques violentes et
directes contre la fausse membrane ; et enfin elle nous fait comprendre le succès mérité de la sérothérapie de MM. Roux et Martin, en
comparaison des modestes résultats de l'inventeur même de la sérothérapie de la diphtérie. En effet nous savons déjà par la biologie du
bacille de Klebs, que, à peu d'exceptions près, cet agent pathogène ne
pénètre pas dans les tissus, qu'il pullule et produit ses poisons
presque toujours dans les cavités buccale, nasales ou laryngo-tra-
chéale, d'où ces poisons pénètrent dans l'organisme par force endos-
motique à travers les muqueuses, surtout lorsqu'elles sont dépourvues d'épithélium. Et de plus, comme MM. Roux et Yersin l'ont
démontré, nous savons aujourd'hui que ces poisons ne déterminent
d'effets toxiques saisissables qu'à la condition d'arriver dans l'organisme en quantités relativement abondantes.

Or, MM. Roux et Martin, en supprimant les lacérations répétées
qu'avec les attouchements plus ou moins vigoureux on faisait précédemment à la couche protectrice pseudo-membraneuse ou épithéliale de la muqueuse, ont déjà fait disparaître une cause d'insuccès ;
en faisant accompagner leur injection de sérum immunisé par des
lavages abondants, mais avec des liquides non irritants, non virtuel-
lement antiseptiques, ils ont acquis à leur méthode une aide,

qui est certainement une des causes des plus importantes de leur succès.

Ce n'est pas que nous ayons l'intention de contester l'action vraiment thérapeutique du sérum immunisé. Mais nous avons tenu à faire cette observation afin que l'engouement en faveur de la méthode ne vienne pas à lui faire tort, et pour qu'on ne perde pas de vue que, dans le traitement des maladies, les causes coefficientes de la guérison, qui peuvent paraître négligeables, en sont quelquefois les capitales. En plus de cela, nous ne devons pas oublier que la diphtérie n'est pas seulement à bacilles de Klebs, et que la plus grave même est celle où le bacille de Klebs s'efface pour laisser dominer le streptocoque. Or, la sérothérapie de Behring et de Roux ne visant que le premier, il est facile de comprendre que malheureusement le problème plus difficile du traitement de la diphtérie échappe à cette nouvelle médication.

C'est dans ces cas que nous croyons à l'action exceptionnellement favorable des préparations mercurielles et iodées. Par leurs propriétés particulières de pouvoir modifier l'état osmotique des muqueuses de la bouche et des voies aériennes, en accentuant pour ainsi dire le mouvement expulsif de la muqueuse et en supprimant ou au moins en diminuant le mouvement d'absorption, et, d'autre part, en développant leur action incontestablement la plus antiseptique qu'on connaisse contre le streptocoque, le mercure et l'iode, employés à propos et en quantités suffisantes, sont certainement les agents les plus sérieusement utiles que nous possédons pour combattre cette maladie avec une réelle efficacité.

De ce que nous venons d'exposer au sujet du traitement de la diphtérie, si nous voulons dégager les prescriptions thérapeutiques qui doivent être considérées aujourd'hui comme les plus rationnelles et les plus efficaces nous accordons d'abord une place importante aux irrigations. Elles doivent être très abondantes et répétées fréquemment; elles peuvent être faites au moyen d'un irrigateur quelconque rempli d'une solution antiseptique très faible (eau boriquée 1 p. 100, solution de perchlorure de fer 1/2 p. 1000), ou même simplement d'eau bouillie chaude. Car il ne faut pas oublier que l'effet vraiment utile de l'irrigation est déterminé, non par le principe médicamenteux, mais par l'action mécanique du liquide, qui produit le balayage des microbes et de leurs produits toxiques. Naturellement l'irrigation n'a pas de pouvoir sur les toxines qui ont pénétré dans l'organisme. Et pour cela nous croyons utile, soit les injections de sérum antitoxique selon la méthode de Behring et de

Roux, soit les injections hypodermiques de bichlorure de mercure et d'iodure de sodium. Ces injections doivent être relativement volumineuses, au moins 20 à 30 grammes d'eau bouillie ou de sérum stérile, contenant l'une 1 milligramme de sublimé, l'autre 20 centigrammes d'iodure de sodium. Ces injections seront répétées tous les jours, ou moins souvent, en se guidant d'après les conditions générales, d'après la température, et surtout d'après l'état de sécrétion des muqueuses nasales et pharyngo-buccale.

Dans le traitement de la diphtérie, à part l'élément essentiellement thérapeutique, il y a encore un ensemble de règles hygiéniques qu'il est indispensable de connaître et ne point négliger, si nous voulons garder en notre faveur tous les coefficients du succès.

A cet effet, on aura soin d'abord d'isoler le malade de manière à éviter la diffusion de la maladie. On le placera de préférence dans une chambre bien éclairée et bien aérée, dont on aura enlevé les tentures et tout meuble non absolument indispensable. Il est nécessaire que l'atmosphère soit maintenue humide et à la température de 18 à 20°.

On conseillait, avec beaucoup de confiance, ces temps derniers, de pulvériser ou de faire évaporer dans cette chambre des solutions phéniquées, dans l'espoir de constituer autour du malade comme une atmosphère antiseptique. Malheureusement, comme nous l'avons fait observer dans un autre travail, ce n'est qu'une fallacieuse illusion. L'antisepsie n'est que virtuelle, et par contre les inconvénients de cet air phéniqué sont plus que réels. On ne fait qu'ajouter une intoxication à une autre, avec des effets incontestablement pernicieux, particulièrement pour le bulbe.

Il faudra veiller avec un soin spécial à ce que les évacuations intestinales soient régulières et plutôt abondantes, dans le but de tenir bien ouverte la seule voie d'élimination qu'il nous est le plus facile de conserver dans de bonnes conditions. Car on ne doit pas perdre de vue que, chez ces malades, la peau fonctionne assez mal, et que la congestion habituelle des reins et leur état albuminurique, rendent bientôt insuffisante, par cette voie, l'élimination des poisons pathogènes et des produits morbides, qui ne tardent pas à aggraver considérablement les conditions du malade en accumulant l'intoxication de l'organisme.

Dans le même but, on conseillera de préférence l'alimentation lactée, comme celle qui permet plus longtemps la perméabilité du filtre urinaire. En tout cas cette alimentation sera au moins liquide ou demi-liquide pour éviter que les efforts de la mastication et les traumatismes possibles par les aliments durs ne viennent s'ajouter à l'état inflammatoire et à la desquamation de la muqueuse.

Le malade devra rester couché avec la tête très basse pour diminuer la tendance à la pénétration dans le larynx des mucosités de la gorge chargées des agents pathogènes. Nous avons eu maintes fois l'occasion de constater le bienfait de cette modeste précaution hygiénique, soit pour éviter l'atteinte du larynx, soit pour en limiter l'étendue.

Il est prudent de ne pas faire lever trop tôt les diphtériques, surtout lorsqu'ils présentent des manifestations de paralysie. Dans ces cas, avec le repos absolu, on administrera les préparations strychnées (de 1/4 à 2 milligrammes de sulfate de strychnine) proportionnellement à l'âge du malade et à sa réaction au médicament. Contre cette tardive et redoutable complication pourront rendre aussi de grands services les électrisations, poursuivies avec ténacité, des muscles paralysés.

L'entrée dans la chambre doit être interdite, en règle générale, à quiconque n'est pas délégué spécialement aux soins du malade. Ces infirmiers auront la précaution de rester couverts d'une longue blouse qu'ils quitteront en sortant; et ils devront assez souvent, surtout avant les repas, avoir le soin de se laver avec une eau antiseptique (liqueur de van Swieten, solution phéniquée au 1/100, etc.).

Tous les effets du malade seront régulièrement désinfectés soit par les étuves à air humide et surchauffé, soit par l'ébullition, soit par une longue immersion dans un liquide fortement antiseptique. Après guérison, la chambre sera soigneusement désinfectée par le raclage des murs, s'il est possible, et surtout par les pulvérisations de sublimé au 1/1000.

Enfin, à cause de la persistance assez longue du bacille de Klebs dans la salive des guéris de diphtérie, on ne permettra pas au convalescent de reprendre ses occupations et surtout ses fréquentations, qu'un mois au moins après la disparition des fausses membranes.

G. GUELPA, de Paris.

Octobre 1894.

LA SÉROTHÉRAPIE

D E

LA DIPHTÉRIE [1]

L'idée de traiter les maladies infectieuses par le sérum d'animaux réfractaires à ces maladies, a été conçue et appliquée d'abord par MM. Richet, Héricourt et Bernheim au traitement de la tuberculose.

Si les faits énoncés ces derniers jours surtout par M. Héricourt ne sont pas démentis par d'autres faits négatifs, on peut espérer que nous allons disposer, sous peu, d'un traitement vraiment efficace et scientifique de ce fléau de l'humanité. Ces auteurs dans leurs premières recherches se servaient du sérum de l'animal naturellement réfractaire.

Klemperer, Metchnikoff, Israef, Pfeiffer, Sanarelli, Buchner, Charrin, etc., ont pensé à plus juste raison de rendre immunisés des animaux sensibles à certaines infections, et d'utiliser ensuite le sérum de leur sang pour conférer à d'autres l'immunisation d'abord préventive et plus tard curative. La pneumonie, l'érysipèle, le choléra, la fièvre typhoïde, furent tour à tour le champ de ces expériences, dont les résultats jusqu'à ce jour, ne sont pas assez encourageants. L'affection contre laquelle cette méthode commença à inspirer quelque confiance ce fut le tétanos. Kitasato et Behring en Allemagne, Tizzoni et Cattani en Italie, Vaillard et Schwartz en France, ont publié de nombreux résultats favorables. Mais, comme le dit Charrin, à côté des observations heureuses, que d'insuccès n'a-t-on pas à enregistrer !

Les cliniciens en étaient à se demander si toutes ces recherches et

---

[1] Extrait des *Bulletin* et *Mémoires de la Société de Médecine et de Chirurgie Pratique.*

applications de thérapeutique bactériologique parviendraient jamais à sortir du laboratoire du savant pour devenir réellement utiles au malade, but suprême de la clinique. Cette distance, on peut croire qu'elle est franchie, si nous jugeons par ce qui se passe au sujet du traitement de la diphtérie.

Behring à Berlin eut le premier l'idée de traiter cette maladie par l'antitoxine diphtérique. Ses résultats relativement favorables communiqués il y a près d'un an, laissèrent le public médical assez sceptique. Même la statistique d'Aronson publiée quelque temps après avec 85 p. 100 de guérisons sur un ensemble de plus de 200 cas, n'arriva pas à secouer l'indifférence et la défiance des médecins. Les vicissitudes malheureuses de la tuberculine de Koch étaient encore trop récentes pour nous permettre l'enthousiasme facile. Ce fut le mérite de MM. Roux et Martin d'avoir su, au Congrès de Buda-Pest, faire pénétrer dans l'esprit des savants la conviction de la valeur réelle du traitement de la diphtérie par le sérum antitoxique. Quoique leur statistique fût moins heureuse que celle d'Aronson (25 p. 100 de mortalité au lieu de 15 p. 100), cependant les observations avaient été si bien recueillies, les classifications avaient été si nettement définies, et enfin la comparaison avec les résultats de l'hôpital similaire, où la sérothérapie n'avait pas été appliquée, étaient si frappants que le doute sur l'efficacité véritable de la méthode n'était plus possible.

Dès ce jour l'engouement pour cette méthode n'eut plus de bornes. La presse politique s'en empara, et comme c'était inévitable, elle poussa peut-être à l'exagération et plus ou moins consciemment commit l'injustice de laisser complètement dans l'ombre ceux qui ont le mérite d'avoir eu, les premiers, la conception de cette méthode. Mais, en revanche, grâce à l'enthousiasme qu'elle provoqua dans la foule, elle parvint à fournir les moyens nécessaires pour rendre l'application générale d'un traitement si coûteux et si délicat. Je suis persuadé que vous tous, comme moi, vous vous êtes souvent posé la question si la méthode en renom est vraiment digne des lauriers qu'on lui décerne. J'ai entendu plus d'un parmi vous, qui, se déclarant bien sceptique, conseillait le *respice finem*.

Habitué à ne jamais nier, de parti pris, quoi que ce soit, fait ou conception, même lorsqu'ils paraissent improbables, ou qu'ils sont contraires à mes convictions, si je le peux, je tiens, avant de me prononcer, à vérifier ce qu'on avance. C'est ce que j'ai fait dans le cas actuel. Et, après avoir vu, et revu plusieurs fois, je ne crains pas d'affirmer que le traitement de la diphtérie, tel qu'il est conseillé par

MM. Roux et Martin, est un vrai succès de la thérapeutique bactériologique.

Comme vous voyez, à ce point de vue je suis complètement en
communion d'idées avec nos collègues MM. de Crésantignes et
Alexandre. Mais j'ai le regret de me séparer totalement d'eux lorsqu'ils affirment que la sérothérapie de la diphtérie doit être accompagnée du traitement local par les badigeonnages antiseptiques, pour
donner le maximum de succès. Je commencerai, à ce propos, par
faire observer à M. Alexandre, que, contrairement à ce qu'il croit,
dans la communication au Congrès de Buda-Pest, M. Roux a dit,
expressément : *Nous avons, avec le traitement par le sérum, pros-
crit tout traitement local et nous nous sommes contentés de faire
des irrigations de la gorge avec de l'eau simplement bouillie, ou à
laquelle on a ajouté par litre* 50 *grammes de liqueur de Labarraque.* Et les informations que j'ai prises encore ces jours derniers, à
l'hôpital des Enfants-Malades, m'ont confirmé ces indications de
M. Roux. En effet, dans cet hôpital, pour combien grave soit le cas,
on n'y fait absolument plus aucun badigeonnage.

Et depuis que ce principe est complètement mis en pratique, la
mortalité qui d'abord n'était que de 25 p. 100 ne dépasse plus guère
12 p. 100. A ce sujet, je me permettrai de rappeler ce que j'ai déjà
avancé ici d'autres fois, c'est-à-dire que, avec les traitements violents,
soient-ils attouchements fortement antiseptiques ou abrasions plus
ou moins énergiques, la durée des diphtéries est toujours relativement longue. Les observations des cas communiqués par M. de
Crésantignes en sont une preuve, comme du reste cela avait déjà
été reconnu par mon ami Dubousquet-Laborderie, un des plus fer-
vents de la méthode Gaucher; tandis que, avec les simples irrigations abondantes, il est rare que l'affection ne soit pas totalement
éteinte en moins d'une semaine.

Il est un fait incontestable, et qu'on peut toujours vérifier, c'est-
à-dire : que, à moins de cas exceptionnels, on ne peut faire des
attouchements, pour combien ils soient bénins, sans provoquer des
lacérations et des saignements de la plaie; et que, par le fait de la
réaction consécutive, l'inflammation de la région, l'élévation de la
température et souvent l'aggravation temporaire de l'état du malade
deviennent inévitables. Il est possible que, dans certains cas spé-
ciaux, on crée avec les badigeonnages énergiques, une espèce de
médication substitutive, qui peut être utile; mais certainement ces
cas sont très rares. Dans l'immense majorité des diphtéries, ces
violences répétées ne peuvent qu'avoir des conséquences défavora-

bles au point de vue de l'évolution et de la durée de la maladie et de la difficulté d'application du traitement.

Si la sérothérapie n'avait pas d'autre mérite, elle aurait au moins celui de nous avoir débarrassés, je l'espère, à jamais, de ces traitements barbares et funestes, qui furent l'expression et la conséquence d'une erreur de pathogénie ; traitements, que notre confrère M. de Cresantignes voudrait faire revivre, mais en vain, sous l'égide du sérum antitoxique.

A part cet avantage non négligeable, la cure par le sérum immunisé exerce incontestablement par elle-même une action thérapeutique utile et évidente. Il suffit, pour cela, d'avoir suivi les visites aux Pavillons des diphtériques avant et pendant la pratique de la nouvelle méthode, pour avoir constaté sans peine combien les complications sont devenues plus rares, combien la nécessité de la trachéotomie et du tubage est moins fréquente, et surtout combien favorablement et rapidement est modifié l'état général du malade.

Il n'est pas douteux que le mérite de si beaux résultats ne revient pas seulement à l'injection du sérum immunisé, dans le tissu cellulaire. Comme nous l'avons déjà exprimé, une des causes est assurément la suppression des moyens violents qu'on dirigeait précédemment contre la diphtérie. Une autre part de mérite, et non la plus négligeable, revient aux lavages abondants avec un liquide agissant, non par ses propriétés antiseptiques, mais physiquement comme balayeur des microbes et des toxines, contenus dans les mucosités malades. De plus dans le cas actuel, une autre cause qui a contribué au succès si éclatant réside dans les conditions différentes (atmosphériques et hygiéniques prises précédemment), qui ont agi parallèlement sur toutes les maladies contagieuses, au point que, depuis que nous avons une statistique générale exacte, la mortalité de ces affections n'était jamais descendue à un chiffre si favorable. Preuve en est que pour la première fois à Paris, la variole n'a pas fait de victimes dans les trois semaines dernières, et que la rougeole, la scarlatine et la fièvre typhoïde n'ont eu que quelques rares décès à leur actif, tandis que leur moyenne habituelle est de deux à trois fois plus grande.

Ceci étant dit au point de vue pratique de la sérothérapie de la diphtérie, je tiens, avant de finir, à faire une réserve sur l'interprétation de l'action bienfaisante incontestable des injections de sérum, qui, d'après MM. Behring, Roux, et tous les autres, serait développée uniquement par l'antitoxine. Quoique ces recherches paraissent avoir donné à ce sujet des résultats très positifs, elles ne sont cependant pas encore absolument indiscutables. Et je ne serais pas étonné que l'avenir nous démontrât que les effets heureux des injections du sérum dans la diphtérie, plus que par l'action directe de la prétendue antitoxine, soient déterminés par l'action physico-biologique de la masse de sérum, qui modifie la pression et la propriété diffusante de la crase lymphatico-sanguine, et par le trichlorure d'iode, ou autre principe, qui a servi à l'atténuation de la toxine injectée, principe qui s'est peut-être accumulé dans le sérum du cheval immunisé. Cette supposition qui nous expliquerait les succès précédents des préparations iodurées et mercurielles par la modification osmotique des tissus et surtout des muqueuses, nous rendrait compte aussi pourquoi la sérothérapie a si bien réussi dans la diphtérie, tandis qu'elle a presque échoué dans le traitement des autres infections.

Je ne fais, avec cela, que de poser une question, que j'aurais voulu élucider en partie, avant de vous faire cette communication. Mais l'impossibilité dans laquelle je me suis trouvé d'avoir la moindre quantité de sérum antitoxique m'a obligé à y renoncer. Espérons que d'autres plus autorisés que moi et disposant de plus de temps et des moyens nécessaires, ne tarderont pas à nous fixer à cet égard.

En attendant que l'étude théorique reçoive définitivement sa solution, je pense que la sérothérapie, combinée avec les irrigations abondantes et avec l'abstention de toute violence sur la région malade, sans être infaillible, constitue aujourd'hui la méthode la plus sûre et la plus facile de traitement de la diphtérie.

8 novembre 1894.

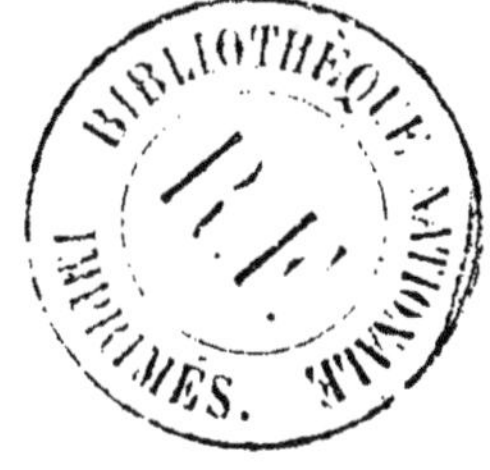

De la Galvanocaustique en chirurgie.
Contribution à l'étude de la terpine et du terpinol.
Des injections hypodermiques de sels insolubles de mercure.
Contribution au traitement de la diphtérie.
Quelques considérations et propositions au sujet d'un cas de diphtérie.
Premières applications de ma méthode de traitement de la diphtérie, faites à l'hôpital Trousseau.
Manifestations d'hydrargyrisme simulant une éruption de variole.
La méthode Jacobelli ou le traitement direct des cavités.
Réflexions sur l'alimentation dans la diphtérie, à propos d'un cas d'angine diphtérique.
Du traitement de la diphtérie (lettre à M. Goldschmidt, de Strasbourg).
De la nécessité d'une langue scientifique internationale.
Recherches sur la pathogénie et le traitement du tétanos.
Trois cas de diphtérie dans la même famille, quelques déductions pathologiques et thérapeutiques.
Quelques idées sur le traitement de la diphtérie.
La fausse membrane de la diphtérie.
Relation de quarante-deux cas de diphtérie.
Du traitement par les injections d'extrait organique.
Éruption de variole ayant l'apparence de typhus exanthématique.
Les irrigations trachéales dans le traitement du croup.
De la position du malade dans le traitement du croup.
Il crup quale deve esserne la cura.
Hygiène des cheveux.

Contribution à l'étude des injections de sérum. (En collaboration avec M. le Dr Rondino.)

ÉVREUX, IMPRIMERIE DE CHARLES HÉRISSEY